HYGIÈNE
DE LA BOUCHE

PAR

Félix GIRARD

DENTISTE à SEDAN

Sommaire :

L'hygiène de la bouche. — Le devoir du dentiste. — La périostite. — Redressements. — Etudes sur les obturations de la voûte palatine. — Conseils à tous.

SEDAN

IMPRIMERIE HENRI BOURGUIGNAT

4, place Verte, 4

1900

HYGIÈNE

DE LA BOUCHE

PAR

Félix GIRARD

DENTISTE à SEDAN

Sommaire :

L'hygiène de la bouche. — Le devoir du dentiste. — La périostite. — Redressements. — Etudes sur les obturations de la voûte palatine. — Conseils à tous.

SEDAN

IMPRIMERIE HENRI BOURGUIGNAT

4, place Verte, 4

1900

Hygiène de la bouche

Pour éviter la carie dentaire et toutes les maladies infectieuses buccales, le meilleur moyen est certainement l'hygiène de la bouche.

Longue durée est promise aux dents bien entretenues, libres de tout restant d'aliments dans leurs interstices, de toute accumulation de tartre qui ne saurait s'y amasser, étant enlevé chaque jour : des dents brillantes, de belles gencives saines, une haleine fraîche, telle sera la récompense de tous les soins.

Il est d'abord indispensable de nettoyer les dents tous les matins à l'aide d'une brosse assez douce (1), légèrement humectée et trempée dans une bonne poudre assez active de manière à débarrasser l'émail de toute matière étrangère et contenant quelque antiseptique, tel que l'acide borique ou l'alcool, nécessaire pour assainir les dents et fortifier les gencives ; l'hygiène exige qu'après chaque repas on se rince la bouche avec de l'eau contenant quelques gouttes de dentifrice, afin d'enlever cette couche pâteuse, dépôt de la salive épaissie par la mastication des aliments.

Toute personne soucieuse de conserver ses dents doit de temps en temps faire elle-même

---

(1) Brosser verticalement et horizontalement.

un examen de sa bouche, ou se rendre chez le praticien, afin qu'il regarde s'il n'y a pas quelque commencement de carie qui, soignée à temps, ne peut pas avoir de suite. Mais une carie qu'on a négligée, laissé se développer, nécessite un traitement plus ou moins long et cause beaucoup d'ennuis et de dérangements. Pour éviter ces fâcheux accidents faites faire un examen par un dentiste au moins deux fois par an...
....

Bien des personnes, pour ne pas dire la plupart, faisant usage de dents artificielles, se figurent que soit pour mieux s'habituer à leur appareil, soit pour ne pas le déformer, il faut le laisser séjourner dans la bouche sans jamais le retirer. Ceci est une grave erreur; les dents artificielles seraient-elles montées sur or ou sur toute autre matière idéale, exigent un nettoyage de tous les jours. L'appareil doit être tous les matins brossé et passé à l'eau boriquée, ou dans de l'eau contenant quelques gouttes d'un dentifrice.

La majorité de nos patients, les dames surtout, se trompent souvent sur la fonction des appareils dentaires ; si la science est arrivée à remplacer d'une manière parfaite les dents naturelles que la carie ou les accidents font perdre, ce n'est pas simplement pour conserver la beauté physique, mais surtout et principalement pour prévenir les maladies de l'estomac, cet organe si précieux, dont le fonctionnement régulier est si nécessaire à la santé. Déjà les dames, suivant une mode absurde, le compriment au moyen de cet instrument de torture qu'on appelle *corset ;* que les aliments au moins ne lui arrivent pas imparfaitement mastiqués à cause du manque de molaires : c'est surtout cela que je recommande.

Je ne veux pas m'étendre sur les avantages des différentes montures qu'on emploie pour les dents artificielles, soit métal (or, platine, etc.), ou caoutchouc vulcanisé. Le second est préférable dans bien des cas, il est plus doux, plus élastique, adhère à la muqueuse, prend mieux la forme de la bouche, et ne fatigue pas les dents naturelles.

Le caoutchouc sent mauvais dans la bouche, dit-on : erreur ! Ce n'est pas cette matière qui peut produire une odeur désagréable, mais bien l'infection qu'on y laisse accumuler ; car étant vulcanisé à 170 degrés de vapeur, il est indemne de toute odeur. Quant au métal, je ne le conseille que pour les pièces partielles, ne dépassant pas cinq ou six dents.

Donc, au nom de l'hygiène la plus élémentaire, prenez bien soin de votre bouche, ainsi que de vos appareils prothétiques.

Le devoir du dentiste

Suivant un préjugé bien ancré encore dans le peuple, dentiste est pour beaucoup synonyme de charlatan. Cette idée qui semble si absurde au public intelligent, est toutefois assez facile à expliquer.

Il y a à peine un demi-siècle, les dentistes étaient des gens sans aucune instruction, leur métier passait de père en fils. Le coiffeur, le maréchal-ferrant pratiquaient la profession de dentiste ; d'autres, dans des chars-à-banc, allaient de pays en pays, spéculant sur l'inexpérience des badauds qui venaient de toutes parts écouter leurs discours. Le meilleur dentiste était celui qui savait le mieux enlever le public par de belles paroles : pas de dextérité, et les fractures du maxillaire n'étaient plus à compter. Ce n'est qu'au commencement du dix-huitième siècle que l'art dentaire a pris son essor. Fauchard, Bourdet combinaient les dents à pivot (dents naturelles) ; depuis, les maîtres Andrieu, Em. Lecaudez, Magitot ont fait sortir les dentistes français de leur inertie, maintenant heureux des progrès accomplis, fiers des perfectionnements apportés tous les jours par nos éminents confrères, tant du côté opératoire que du côté de la prothèse dentaire.

Le dentiste doit être pénétré de propreté ; ses instruments opératoires, après chaque

opération, quelle qu'elle soit, doivent être trempés dans une solution antiseptique et passés à la flamme, seul moyen radical pour les assainir.

Pour la toilette de la bouche, l'attention doit se porter principalement sur l'intérieur buccal, le tartre s'y amassant plus facilement par la secrétion des glandes salivaires et leur composition pathologique.

Pour plomber une dent atteinte de petite carie au 1er ou au 2me degré, il est indispensable de nettoyer la cavité jusqu'à ce qu'on obtienne une couche de dentine complètement saine, et avant de l'obturer, un pansement antiseptique est nécessaire. Dans les 3me et 4me degrés, ou grande cavité, il ne faut pas obturer suivant le degré sans être certain que la pulpe est guérie ; ou bien suivant le traitement destructeur, qu'elle est entièrement détruite, ainsi que les filets nerveux de la dent ; il faut ne laisser surtout aucune infection dans les canaux dentaires et éviter d'enfermer le loup dans la bergerie.

Le dentiste ne doit pas seulement guérir les dents malades, il doit aussi prévenir la destruction des dents saines. Souvent, outre les dents cariées, il se trouve dans la bouche des racines qui se décomposent dans leurs alvéoles. Ces bouts de racine sont souvent des restes d'une dent détruite par elle-même, ou sont laissés

dans la bouche par négligence après une extraction ; ce sont autant de foyers d'infection que le dentiste doit absolument décider son patient à faire extraire, sinon les abcès, kystes en sont le résultat fréquent, et, malheureusement, dans ces cas, notre autorité est encore très limitée.

Pour le côté opératoire, les inventions ne manqueront pas ; tout le monde en profitera, car MM. les Docteurs, pour nous récompenser de notre sagesse au sujet de la loi du 3 novembre 1892 sur l'exercicee de la médecine, chapitre qui concerne les dentistes, pourront, par leurs connaissances, vous trouver des destructifs puissants, des antiseptiques, des anesthésiques avec lesquels nous pourrons, sans danger, arriver à de brillants résultats.

La Périostite

La périostite ou maladie du périoste qui se présente sous différentes formes, est très fréquente. Pour la faire mieux comprendre, nous supprimerons les diverses catégories, assez nombreuses, que je ramènerai à deux principales : la périostite intermittente (cas bénin), et la périostite chronique.

La première est souvent occasionnée par les changements de température qui influent sur les dents atteintes de carie ; il suffit même d'un peu de coton en trop dans un traitement, pour que la périostite se déclare. Les dents paraissent alors plus longues, leur sensibilité devient extrême, et la moindre pression ou le moindre choc causent des douleurs intolérables. La gencive est toujours congestionnée à la suite des plus faibles atteintes de périostite et, la congestion s'accentuant de plus en plus, les dents deviennent mobiles.

Nous pouvons faire disparaître la périostite par le drainage, les pointes de feu, ou préférablement par de simples badigeonnages de teinture d'iode sur la gencive, depuis le collet de la dent malade jusqu'au sillon. Pour les badigeonnages ne pas se servir de teinture trop ancienne, car elle devient plus caustique par l'évaporation de l'alcool et se transforme en acide iodhydrique ; par conséquent, au lieu de supprimer la douleur, elle ne ferait que l'augmenter. Beaucoup de mes collègues font des applications de sangsues sur la gencive, en dessous de la dent malade ; trouvant dangereux ce genre de traitement, je me suis décidé à l'abandonner.

Pour la périostite chronique nous avons les mêmes symptômes, mais beaucoup plus accentués. Les dents sont au dernier degré de la carie ; l'infection est complète et souvent accompagnée de kystes au bout de la racine ; les abcès sont très fréquents.

Je recommande, après une application de cocaïne sur la région malade, une perforation à l'aide du cautère, pour les épanchements du pus. Cette petite opération n'étant pas grave, je la fais dans les cas désespérés ; elle m'a réussi quelquefois, mais je crois que mes confrères sont obligés de faire comme moi, de recourir à l'extraction.

Redressements

Le redressement des dents est une opération qui exige des soins constants et très minutieux de la part du dentiste et des parents de l'enfant. Il existe divers moyens pour arriver au résultat qu'on désire : c'est une grande erreur de croire qu'on réussira mieux avec l'aide d'appareils en métal estampé, dont le mécanisme est très compliqué et qui, chargés de vis, de brides, ne provoquent que fatigue et énervement, à tel point que les parents abandonnent ce qu'ils ont entrepris pour le bien de leurs enfants et laissent pousser à leur gré des dents irrégulières.

Bien meilleur sera le résultat obtenu grâce à l'emploi d'un appareil simple et léger, fait de préférence en caoutchouc, repoussant les dents trop rentrées au moyen de cales, attirant au niveau des autres avec de forts demi-joncs

en or celles qui avancent, ayant comme auxiliaire
la force de l'articulation de la bouche. Voici
l'exemple d'un cas assez fréquent, mais diffi-
cile, que j'ai souvent eu l'occasion de constater
et j'ai toujours réussi à faire le redressement
avec un appareil si simple, que son fonctionnement sera compréhensible pour tout le
monde. Les deux incisives latérales du haut
sont rentrées dans la face antérieure, ne
peuvent se remettre à leur place d'elles-mêmes,
empêchées par l'articulation et le manque
d'espace entre les canines et les incisives cen-
trales. Dans ce cas il faut procéder comme
suit : extraire d'abord les deux premières
petites molaires et non les canines, car
l'absence de ces dernières serait visible, et
déformerait l'aspect de la dentition ; faire
ensuite un appareil en caoutchouc vulcanisé,
dont l'articulation serait assez élevée pour
laisser un libre passage aux dents que vous
redressez ; adapter à cet appareil deux petites
lamelles en or, assez fortes pour écarter les
deux canines contre les deuxièmes petites
molaires ; une fois la place faite, repousser
énergiquement les deux incisives au moyen
desdites cales, de manière à ce qu'elles dépas-
sent l'arcade du bas, et cet obstacle franchi,
refaire un appareil définitif, le plus léger
possible, servant à maintenir les dents redres-
sées au niveau des autres.

Je n'ai pas la prétention d'établir à ce sujet

une règle générale, à cause de la variété des cas qui se présentent à nous tous les jours : je ne fais que donner l'aperçu d'un procédé qui me semble excellent comme règle générale, m'ayant toujours bien réussi au point de vue de la pratique.

Etudes sur les obturations de la voûte palatine

Parmi les divers systèmes d'appareils obturateurs faits jusqu'à ce jour, il en est peu qui aient donné les résultats satisfaisants qu'on pouvait en attendre, vu la difficulté et la complication du travail. Les plaques en métal estampé, les charnières et les ressorts à l'usage desquels nos éminents collègues ont si souvent recours, sont, à notre point de vue, non seulement inutiles, mais même très pernicieux.

La voûte palatine, comme toutes les parties buccales, est composée de nerfs sensitifs, extrêmement développés, un métal quelconque les recouvrant pendant un certain temps amènerait fatalement des poussées inflammatoires.

La perforation du palais peut résulter de trois causes : elle est une infirmité de naissance, ou elle provient des suites de l'accouchement, ou elle a lieu à la suite de quelque accident, chute ou coup d'arme à feu. Dans les deux premiers cas, il est nécessaire d'habituer l'enfant, dès l'âge de 8 ans, à porter un appareil. Si la perforation est causée par un accident, il faut attendre la complète cicatrisation de la plaie.

On a eu le tort, jusqu'à présent, de se servir d'obturateurs mécaniques, et même on a essayé de faire les luettes artificielles, c'est trop de présomption de notre part de vouloir ainsi compléter la nature ; tout appareil compliqué ne fait qu'irriter, le patient ne peut le supporter et le retire pour ne jamais le remettre, malgré le fini et la beauté du travail.

J'ai eu l'occasion, dans ma clinique de Paris, de traiter un jeune homme de vingt-trois ans qui, à la suite d'un accident, avait la perforation complète du voile du palais. Je lui ai fait un obturateur réduit à sa plus simple expression, un appareil en caoutchouc dur très mince recouvrant les parties osseuses, laissant une pointe de caoutchouc dur s'en allant en flèche. En dessous de la pointe j'ai recouvert la cavité de deux millièmes de caoutchouc mou, afin de la fermer hermétiquement et d'éviter l'irritation ou la tuméfaction de la muqueuse. Le caoutchouc mou et mince peut se soumettre aux vibrations de l'air, et grâce au support de la flèche qui le maintient suffit pour empêcher les mucosités de couler dans les parties buccales ; mon patient a eu, de cette manière, un appareil simple et léger, applicable dans la majorité des cas.

F. GIRARD.

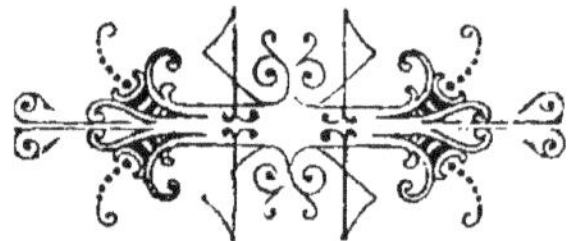

Conseils à tous

1° Gingivite (maladie des gencives) ; traitement : badigeonnage à la teinture d'iode.

2° Pulpites aiguës (rages de dents) ; traitement :

    acide arsénique.......   5 décigrammes
    cocaïne.............   2   —

ou :

    acide phénique...........   5 grammes
    glycérine   3   —

Mode d'emploi. — Une petite boulette de coton du traitement destructeur, recouverte d'une seconde trempée dans le collodion pour empêcher l'écoulement dans l'estomac et appelée coton protecteur.

3° Poudre dentifrice :
    craie pulvérisée..........   75 grammes
    ponce lavée 00..........   25   --
    essence de menthe.......   10   —

4° Pâte dentifrice :
    chlorate de potasse......   30 grammes
    bicarbonate de soude   40   —
    acide salicylique   1   —
    essence de menthe ......   XX gouttes.
    carmin ....⟩
    glycérine ....⟩ Q. S.

F. S. A. un opiat, en tamisant le chlorate de potasse.